AF452596

ANOMALIES SOCIALES

LE MÉDECIN

Par le Docteur MAIRE

Président de la Société Havraise d'Études Diverses ; Vice-Président de
l'Association des Médecins de la Seine-Inférieure ; Médecin de la
Marine ; Membre du Cercle Pratique d'Horticulture ; Membre corres-
pondant de l'Académie Royale des Sciences de Lisbonne, de l'Académie
Royale de Madrid, de l'Académie archéologique de Belgique, etc. ;
Chevalier de la Légion-d'Honneur, de l'Ordre du Christ du Portugal
et de l'Ordre de la Rose du Brésil.

HAVRE

IMPRIMERIE LEPELLETIER, PLACE LOUIS-PHILIPPE

1864

ANOMALIES SOCIALES

LE MÉDECIN

» Homines ad deos nullâ se propius accedunt quam sa-
» lutem hominibus dando. »   (Cicéron)

« Il n'y a pas d'état qui exige plus d'études que le leur ;
» par tous les pays, ce sont les hommes les plus vérita-
» blement utiles et savants. »
                    (J. J. Rousseau.)

Il est un homme dont la vie entière est consacrée à l'étude,
parce que la science qu'il cultive progresse sans cesse et que
sous peine de reculer, il doit marcher en avant, et parce que
l'art qu'il professe est immense et qu'une seule vie ne peut
l'approfondir. A lui seul, il n'est point permis d'entrevoir un
terme au sacrifice ; à lui seul, il est interdit de rêver le repos, la fortune, les honneurs, pas même la reconnaissance
de ses nombreux obligés.

Cet homme, c'est le médecin ! Voyons quelles sont les obli-
gations que notre état social lui impose, et quelles sont cel-
les que celui-ci contracte envers lui.

On demande avant tout au jeune aspirant au doctorat qu'il
soit gradué dans les sciences et dans les lettres ; c'est là que

se termine l'éducation complète des gens du monde qu'on appelle des hommes instruits; c'est ici seulement que la sienne va commencer.

Pendant cinq années au moins, il va étudier non seulement l'organisation et le jeu des fonctions de l'homme, des animaux et des végétaux, mais encore la structure de notre globe, les lois auxquelles est soumise la matière et les réactions des éléments inorganiques et organiques, les uns sur les autres.

C'est alors seulement qu'il a appris à connaître tout ce qui l'entoure, qu'il a scruté le monde, que, revenant à l'homme, il l'étudie quand la maladie a troublé l'ordre normal de ses fonctions et qu'il demande à la thérapeutique les moyens de la guérir, comme il a demandé à l'hygiène les moyens de la prévenir.

S'il est une étude semée de difficultés, c'est celle de l'homme en santé ; mais s'il est une étude plus difficile encore, c'est celle de l'homme malade : à la difficulté de pénétrer les secrets de l'organisation d'un être aussi mobile, aussi changeant, selon les espèces, le sexe et les individus, se joint, en effet, un autre élément non moins difficile à saisir par sa variabilité: l'élément morbide.

Mais ce n'est pas tout que d'avoir pu, dans ce dédale, rencontrer le sentier tracé par la science; on demande plus à l'homme de l'art; on a recours à ses lumières pour éclairer la justice, on lui demande de retrouver dans les débris informes d'un cadavre en putréfaction, la trace d'un crime ; on lui demande de sauver un innocent ou de punir un coupable, de réhabiliter une famille ou de la flétrir à jamais.

Voilà la tâche que la société impose au médecin ; tout apprendre, tout savoir, voilà les études que vous exigez de lui! Quels sont donc les avantages sociaux que vous réservez à l'homme auquel vous imposez de telles exigences ?

Oh ! ils sont faciles à énumérer. Il jouit de tous les droits attribués aux autres hommes, pourvu que, comme eux, il accomplisse ses devoirs sociaux. Quant à la protection spéciale accordée à son industrie — le mot m'est permis, puisque les médecins sont assujettis à la patente, — je la cherche en vain ; j'en trouverais un simulacre, d'ailleurs, que le charlatanisme éhonté et parfois privilégié qui nous déborde serait là pour me démentir. Je n'ose accuser les magistrats de protéger une honteuse industrie à laquelle la faiblesse de l'homme sacrifie quelquefois, alors que la robe du juge est suspendue au vestiaire ; mais j'ai le droit d'accuser la loi d'impuissance pour réprimer un délit qu'il faudrait souvent qualifier de crime, car il peut non seulement entraîner la mort en faisant perdre un temps irréparable, mais encore la donner par une médication intempestive.

C'est donc plus dans votre intérêt que dans le nôtre que nous demandons une répression plus sévère de la fourberie médicale.

Mais non : vous êtes heureux du petit conflit qui s'élève entre l'homme de science et l'ignorant ; vous vous plaisez à élever l'un et à ravaler l'autre. L'indignation de ma plume vous dirait peut-être que c'est pour arriver vous même au niveau de celui-ci, mais j'aime mieux chercher une autre cause à votre indulgence ; je retire d'ailleurs volontiers une appréciation un peu acerbe et qui ne s'adresse qu'à de très rares exceptions.

Mais il est un fait que je ne puis démentir, parce qu'il est trop réel, c'est que le médecin, dans notre état social, n'a de place que celle qu'il s'y crée, qu'il n'a d'égards que ceux qu'il commande, qu'il n'a de considération que celle qu'il impose, et encore ! qu'il lui arrive de commettre une erreur de diagnostic, c'est un crime, car il est le seul homme parmi les hommes, qui ne puisse se tromper. On plaint le juge qui a condamné un innocent, on ne pardonne pas au médecin. Celui-là a été trompé par les apparences, et celui-ci est probablement un criminel, parce que lui aussi il s'est trompé.

C'est que le médecin est un Dieu, et le juge n'est qu'un homme !

Un Dieu ! vous la traitez en vérité avec beaucoup d'égards votre idole ! Le temps est loin de nous, j'en conviens, où les médecins étaient le jouet de plus ou moins désopilants sarcasmes, mais l'on rencontre encore çà et là quelque plaisants arriérés qui opposent Hippocrate à Galien. Il est vrai qu'au moindre malaise ils deviendront les plus serviles adulateurs d'un art qu'une santé florissante leur semblait donner le droit de persiffler. Aujourd'hui, je le reconnais, les rôles sont intervertis, l'ordre des facteurs est changé, et, honorée et respectée, la médecine tend de plus en plus à conquérir la place qu'elle devrait occuper dans notre état social.

Mais cette place, elle la prend parce qu'elle lui revient, ce n'est pas vous qui la lui donnez ; le médecin est à la fois l'homme le plus déplacé et le mieux placé dans le monde. Trop à craindre s'il était officiellement reconnu à sa juste valeur, les services qu'il rend sont quelquefois si importants qu'ils lui sont payés avec la monnaie courante de l'ingratitude ; l'influence légitime à laquelle il aurait le droit de prétendre a toujours effrayé les gouvernements, aussi l'ont-ils constamment combattue en maintenant ces intelligences d'élite sous le joug d'une infériorité relative et en les tenant constamment éloignées des hautes positions politiques ; et cela est si bien l'œuvre des gouvernants, que chaque fois que la grande voix du peuple s'est fait entendre et qu'il a pris en main les rênes de l'état, il les a appelés, ces hommes méconnus des grands, à en diriger le char. Que la compression cesse, et, un instant détruit, l'équilibre social se rétablit, l'intelligence remonte à la surface.

Comment donc a-t-il été si longtemps méconnu cet homme qui vous consacre toutes les minutes de son existence, à tel point qu'il ne lui en reste plus pour satisfaire aux exigences de la vie, aux besoins de l'intelligence et du cœur, aux doux épanchements de la famille ?

Paria de la société, il n'est pour lui ni paix, ni trève. Le jour, la nuit, toujours, toujours aux autres, jamais à lui ! il se doit à l'humanité avant tout ; il faut que ses faiblesses se taisent devant les faiblesses des autres ; que son front soit toujours calme et serein au milieu des angoisses d'autrui ; que sa main soit constamment assurée en présence des convulsions de la douleur ; que son intelligence soit nette et précise alors que tout est en délire autour de lui. Cet homme, car ce n'est qu'un homme, c'est le médecin ! Vous le rencontrez près du berceau du nouveau-né et près du chevet du moribond, aidant la nature, combattant le mal ou conjurant la mort. Mais ce n'est pas assez pour lui de lutter contre les maux qui affligent notre espèce, il s'efforce de les prévenir en vous indiquant comment vous devez user de cette vie, dont vous oubliez trop souvent que vous n'avez que l'usufruit, et dont vous gaspillez le patrimoine sacré au détriment de vos enfants.

Ici vous le retrouvez le guide, le conseil des familles, le gardien de leur repos, parfois de leur honneur.

Là c'est le consolateur, le soutien de l'indigent, son trésorier quelquefois, toujours son protecteur, son serviteur, car le médecin des pauvres partage avec la sœur de charité le sublime des offices les plus dégoûtants.

C'est encore lui qui suit nos soldats sur les champs de bataille. Calme au milieu des combats il affronte la mort, il ne la donne pas; sa main aussi est armée d'un fer, mais ce n'est point un fer homicide que manie la colère, c'est un fer réparateur que la science va guider pour remédier aux maux de la guerre. N'est-ce pas une étrange anomalie ou plutôt une cruelle ironie, que de retrouver le fer et le feu inventés par le génie destructeur de la guerre, invoqués comme moyen de conservation par le génie réparateur de la science !

Qu'entraîné par l'ardeur du combat, enivré par la poudre, le soldat se jette tête baissée dans la mêlée, je le comprends, c'est d'un homme brave, c'est d'un français surtout; mais que le chirurgien s'y trouve, lui aussi, pour combattre en faveur de l'humanité; qu'il s'y jette, mu par la pitié et la charité autant que par le devoir; qu'il y conserve assez de calme pour placer un appareil, arrêter une hémorrhagie, combattre un accident pressant, voire même amputer un membre, et cela alors que la mort fauche au hasard autour de sa tête,...... Oh! ce n'est plus là un homme, c'est plus que cela!

L'aumônier et le chirurgien militaire, dans ces moments de carnage, sont à l'officier militant ce qu'est le bien au mal; je dirais la vertu au vice, si la responsabilité du combat ne devait remonter plus haut.

Et cet autre médecin, enfermé dans les flancs obscurs d'un vaisseau, entouré de fumée, de bruit assourdissant, de gémissements; couvert des éclats arrachés à la membrure de son navire ; ignorant ce qui se passe sur sa tête où le pont est peut-être envahi par l'ennemi ; sous ses pieds où la mer va peut-être l'engloutir ; autour de lui où le feu va peut-être atteindre la poudre et le lancer dans les airs avec les débris déchirés de son navire !..... Comprenez-vous qu'il puisse conserver assez de sang-froid pour s'acquitter dignement de la noble mission qu'il accomplit?

Oh! oui, il faut être plus qu'un homme, je le repète, pour ne pas faillir à un tel devoir ! Avoir l'ardeur du combattant sans l'ardeur du combat, allier le courage du soldat au calme du savant, tel est le rôle difficile, je devrais écrire impossible, qu'on exige de lui et que, malgré son impossibilité, il accomplit, je me hâte de le dire, avec un dévouement trop sublime pour qu'il ne soit pas méconnu ; aussi se garde-t-on d'en parler. Il a sauvé dix blessés peut-être, mais tel combattant a mis dix ennemis hors de combat : or comme la guerre n'est pas un jeu d'humanité, il est juste que le tueur soit récompensé et le sauveur oublié.

Mais détournons les yeux de ces champs de carnage et reposons-les un instant sur l'un de ces oasis dont est semé

le golfe du Mexique. L'air y paraît si pur, la brise du soir si
fraîche, le soleil si brillant, les arbres y sont si verts, les
fleurs si belles, la nature si luxuriante enfin ; là, doit être le
calme, la santé et le bonheur ! comme si le calme, la santé
et le bonheur pouvaient jamais être là ou l'homme respire !
Et en effet, un poison subtil, impalpable, un souffle mortel,
se mêle à cette brise embaumée et vient glacer d'épouvante
les malheureux insulaires ; l'inquiétude se peint sur tous les
visages, on ose à peine s'informer de l'ami, dont hier on
serrait la main ; que dis-je ? on ose à peine songer soi-même
aux quelques heures de l'avenir. Ces rues si animées na-
guères, sont aujourd'hui désertes, on craint de franchir le
seuil de sa demeure . . . à peine quelques fidèles se hasar-
dent à se réunir dans le temple pour invoquer la miséri-
corde divine, et déjà, depuis longtemps, on ne trouve plus
près du cadavre que la sœur de charité, épargnée par la
mort, pour ensevelir ses victimes.

Les hôpitaux sont encombrés de morts et de mourants, et
l'on a dû remédier à leur insuffisance en élevant des abris
provisoires pour les malades. C'est dans ces foyers d'infec-
tion que, nouveaux Curtius, quelques hommes viennent of-
frir leur vie au salut de tous, sacrifice d'autant plus sublime
qu'il n'aura peut-être d'autre témoin que leur propre conscience, d'autre récompense que la mort, d'autre souvenir
qu'une modeste croix de bois sur une terre étrangère ! ! !
Mais comme le soldat accablé par de nombreux ennemis
ne succombe qu'après leur avoir chèrement vendu sa vie,
de même le médecin ne tombera à son tour, qu'après avoir
arraché plus d'une victime au fléau contagieux. Il y a cette
différence toutefois entre eux, c'est que le soldat meurt pour
sa patrie d'une mort héroïque, et le médecin meurt pour
l'humanité, d'une mort obscure. L'un et l'autre ont succombé
dans l'ardeur de la lutte, mais celui-là entouré des replis glo-
rieux de son drapeau et celui-ci ceint d'un modeste linceul.

J'admire Desgenettes s'inoculant la peste en présence de
l'armée d'Orient, mais j'admire encore plus l'abnégation qui

n'a d'autres témoins que la conscience, d'autre récompense à attendre que l'oubli. Elle est si commune chez le médecin, cette sublime abnégation, qu'elle passe inaperçue. Il semblerait que pour lui, plus le danger est imminent et sérieux, plus il enfante de dévouements. En 1821, le fléau des Antilles avait atteint la plus grande partie des médecins de l'escadre stationnée aux Antilles : dix de nos confrères avaient succombé, il s'en présenta vingt pour les remplacer ! Pendant la guerre de Crimée, alors que le typhus avait envahi les hôpitaux de l'armée, combien de chirurgiens ont payé de leur vie l'exagération du devoir !

En 1832 le choléra sévissait avec rigueur dans l'un de nos principaux ports militaires ; l'hospice civil, encombré de cholériques, demanda à la marine de lui venir en aide ; on voulait un médecin qui consentît à s'enfermer jour et nuit avec les malades qu'il ne devait quitter qu'à la fin de l'épidémie... Ce fut la faveur qui dut choisir pour inhumer l'un des nôtres dans cette nécropole ! Voilà, Messieurs, quel est le médecin. Si je devais le peindre en trois mots, je dirais que c'est l'homme qui doit tout apprendre, tout savoir et tout sacrifier ! Par quelle étrange anomalie n'est-il donc pas appelé aux premiers rangs de la hiérarchie sociale ? Le prêtre, le médecin, l'instituteur et le juge, voilà le vrai quaternaire social : consoler, guérir, instruire et juger, voilà l'œuvre civilisatrice dévolue à chacun d'eux, voilà la base de l'humanité civilisée.

C'est à nous, médecins, qu'il incombe, pour faire allusion à une parole célèbre, de replacer la pyramide sur sa base.

Je suis heureux de le constater toutefois : depuis quelques années, le corps médical y travaille avec cette persévérance, précurseur du succès ; déjà notre belle patrie est couverte d'associations médicales de secours ; qu'elle y ajoute des réunions scientifiques annuelles, analogues à celle dont le chef-lieu de notre département vient de donner l'exemple ; qu'une sorte de fédération scientifique s'organise ainsi dans tous les départements, et le pouvoir comprendra enfin l'importance du corps médical. Le gouvernement éclairé sous lequel nous vivons, ai-je voulu dire, comprendra l'importance de la médecine et s'étonnera peut-être un jour que, comme la religion, la justice et l'instruction, l'humanité toute entière, que notre science représente, ne soit pas elle-même représentée dans les conseils de la couronne.

Les éléments ne manqueraient pas pour constituer un ministère spécial. Il pourrait comprendre en effet : l'assistance publique ; les facultés et écoles secondaires ; les hôpitaux, dispensaires, maisons de santé ; l'hygiène publique et ses nombreuses attributions ; l'académie de médecine, les congrès, les sociétés scientifiques, la presse médicale ; les écoles d'anatomie, de physiologie et de médecine comparées ; les médecins civils et militaires des armées de terre et de mer, les pharmaciens, herboristes, droguistes, les sages-femmes, les dentistes, oculistes, etc. ; puis les eaux minérales, les gymnases, la vaccine, etc., etc.

Certes, un tel département ne manquerait pas d'occupation..... Mais ce sont là des chimères, pensez-vous, des utopies, des impossibilités ! aujourd'hui peut-être, mais demain, non. Nous voyons se faire de nos jours tant de choses réputées, hier, impossibles, que la parole du grand homme s'accomplit : ce mot n'est plus français !

Havre. — Imp. Lepelletier, pl. Louis-Philippe